STEPS HAUTPFLEGE

TIPPS FÜR GESUNDE UND TOLLE HAUT

ROSIE PHILIP

INHALTSVERZEICHNIS

REINIGUNG

Die Reinigung ist ein grundlegender Schritt in jeder Hautpflegeroutine und spielt eine entscheidende Rolle bei der Erhaltung der Gesundheit und Ausstrahlung der Haut. Bei diesem Verfahren werden Unreinheiten, Schadstoffe, Make-up-Rückstände, überschüssiges Öl und abgestorbene Hautzellen von der Hautoberfläche entfernt. Auch wenn es wie eine einfache Aufgabe erscheinen mag, kann die Bedeutung der richtigen Reinigung nicht genug betont werden, da sie die Grundlage für einen klaren, lebendigen Teint bildet.

Das Hauptziel der Reinigung besteht darin, die Haut von angesammelten Ablagerungen zu befreien, die zu verschiedenen Hautproblemen wie Akne, Mattheit und vorzeitiger Hautalterung führen können. Durch diesen Prozess wird die Haut darauf vorbereitet, nachfolgende Hautpflegeprodukte effektiver aufzunehmen und so deren Wirkung zu maximieren. Reinigung ist kein einheitlicher Ansatz; Es erfordert ein Verständnis für die einzelnen Hauttypen, Anliegen und die geeigneten Reinigungsprodukte.

Arten von Reinigungsmitteln:

Es gibt eine Vielzahl von Reinigungsmitteln auf dem Markt, die jeweils auf unterschiedliche Hauttypen und Bedürfnisse zugeschnitten sind. Zu den häufigsten Typen gehören:

Gel-Reiniger: Gel-Reiniger sind ideal für fettige und zu Akne neigende Haut und entfernen effektiv überschüssiges Öl und Unreinheiten, ohne sie auszutrocknen.

Cremereiniger: Cremereiniger sind für trockene oder empfindliche Haut geeignet und spenden Feuchtigkeit und reinigen die Haut sanft.

Schaumreiniger: Dabei handelt es sich um leichte Reinigungsmittel, die einen schaumigen Schaum erzeugen. Sie eignen sich gut für normale bis fettige Hauttypen.

Ölreiniger: Ölreiniger eignen sich hervorragend zum Entfernen von Make-up und Sonnenschutzmitteln und lösen wirksam Unreinheiten, ohne der Haut ihre natürlichen Öle zu entziehen.

Mizellenwasser: Mizellenwasser ist eine sanfte Option zur schnellen Reinigung und nutzt winzige Mizellen, um Schmutz, Make-up und Öl anzuziehen und zu entfernen.

Reinigungstechniken:

Die Wirksamkeit der Reinigung hängt nicht nur von der Wahl des Reinigungsmittels ab, sondern auch von der angewandten Technik. Hier sind einige wichtige Reinigungstechniken zur Optimierung der Ergebnisse:

Doppelte Reinigung: Bei dieser Methode wird zunächst ein ölbasierter Reiniger verwendet, um Make-up und Sonnenschutzmittel aufzulösen, gefolgt von einem wasserbasierten Reiniger, um alle verbleibenden Verunreinigungen zu entfernen. Die Doppelreinigung sorgt für eine gründliche und tiefenwirksame Reinigung.

Kreisende Bewegungen: Das sanfte Massieren des Reinigers in kreisenden Bewegungen auf der Haut fördert die Durchblutung und hilft dabei, Ablagerungen aus den Poren zu entfernen.

Klopfen, nicht reiben: Anstatt die Haut kräftig zu reiben, tupfen Sie sie mit einem weichen Handtuch trocken. Reiben kann insbesondere bei empfindlicher Haut zu Reizungen führen.

Vermeiden Sie heißes Wasser: Heißes Wasser kann der Haut ihre natürlichen Öle entziehen, was zu Trockenheit führt. Entscheiden Sie sich für lauwarmes Wasser, um den Feuchtigkeitshaushalt der Haut aufrechtzuerhalten.

Die Bedeutung der Reinigung:

Entfernung von Unreinheiten: Im Laufe des Tages sammeln sich auf der Haut verschiedene Unreinheiten an, darunter Schadstoffe, Schweiß und Bakterien. Durch die richtige Reinigung werden diese Unreinheiten beseitigt und verhindert, dass sie die Poren verstopfen und Pickel verursachen.

Akne vorbeugen: Die Reinigung ist für Menschen, die zu Akne neigen, von entscheidender Bedeutung. Es hilft, die übermäßige Ölproduktion zu kontrollieren und Akne verursachende Bakterien zu entfernen, wodurch die Wahrscheinlichkeit von Ausbrüchen verringert wird.

Verbessert die Absorption: Die Reinigung schafft eine saubere Oberfläche für die Anwendung nachfolgender Hautpflegeprodukte. Wenn die Haut frei von Unreinheiten ist, kann sie Seren, Feuchtigkeitscremes und andere Behandlungen besser aufnehmen.

Aufrechterhaltung des pH-Gleichgewichts: Die Haut hat einen leicht sauren pH-Wert und die Reinigung trägt dazu bei, dieses Gleichgewicht aufrechtzuerhalten. Die Verwendung des richtigen Reinigungsmittels verhindert, dass die Haut zu alkalisch oder zu sauer wird, und fördert so die allgemeine Hautgesundheit.

Anti-Aging-Vorteile: Regelmäßige Reinigung trägt zur Vorbeugung vorzeitiger Hautalterung bei. Durch die Entfernung von Schadstoffen und freien Radikalen wird das Risiko von oxidativem Stress minimiert, der maßgeblich zu feinen Linien und Fältchen beiträgt.

Den richtigen Reiniger auswählen:

Die Auswahl des richtigen Reinigungsmittels ist für eine wirksame Hautpflegeroutine von entscheidender Bedeutung. Berücksichtigen Sie bei der Auswahl eines Reinigungsmittels die folgenden Faktoren:

Hauttyp: Informieren Sie sich über Ihren Hauttyp – ob fettig, trocken, Mischhaut oder empfindlich. Wählen Sie ein Reinigungsmittel, das Ihren spezifischen Bedürfnissen entspricht.

Inhaltsstoffe: Suchen Sie nach Reinigungsmitteln mit sanften und pflegenden Inhaltsstoffen. Vermeiden Sie aggressive Chemikalien, die der Haut ihre natürlichen Öle entziehen könnten.

Bedenken: Wenn Sie bestimmte Hautprobleme wie Akne oder Hyperpigmentierung haben, entscheiden Sie sich für Reinigungsmittel, die diese Probleme beheben. Inhaltsstoffe wie Salicylsäure oder Glykolsäure können bei zu Akne neigender Haut hilfreich sein.

Saisonale Veränderungen: Passen Sie Ihr Reinigungsmittel an saisonale Veränderungen an. In den kälteren Monaten kann ein feuchtigkeitsspendenderer Reiniger erforderlich sein, während bei wärmerem Wetter eine leichtere Formel ausreichen kann.

Häufige Fehler bei der Reinigung:

Übermäßige Reinigung: Die Reinigung mehr als zweimal täglich oder die Verwendung eines Reinigungsmittels mit aggressiven Inhaltsstoffen kann zu einer übermäßigen Reinigung führen. Dies kann der Haut ihre natürlichen Öle entziehen, was zu Trockenheit und Reizungen führt.

Auf die Reinigung verzichten: Wenn die Haut nicht regelmäßig gereinigt wird, kann dies zur Ansammlung von Unreinheiten führen, die möglicherweise zu Ausbrüchen und anderen Hautproblemen führen können.

Verwendung von heißem Wasser: Heißes Wasser kann besonders in den kälteren Monaten verlockend sein, aber es kann der Haut ihre natürliche Feuchtigkeit entziehen. Verwenden Sie für eine sanfte Reinigung lauwarmes Wasser.

Make-up nicht entfernen: Zu Bett gehen, ohne Make-up zu entfernen, kann die Poren verstopfen und zu Akne führen. Achten Sie vor der Reinigung stets auf eine gründliche Make-up-Entfernung.

Die Reinigung ist ein Grundstein jeder wirksamen Hautpflegeroutine. Es geht über die einfache Aufgabe hinaus, das Gesicht zu waschen. Es handelt sich um ein Ritual, das die Gesundheit der Haut fördert, auf spezifische Probleme eingeht und die Grundlage für nachfolgende Hautpflegeschritte vorbereitet. Um einen klaren, strahlenden Teint zu erzielen, müssen Sie Ihren Hauttyp kennen, das richtige Reinigungsmittel auswählen und die richtigen Reinigungstechniken anwenden. Machen Sie die Reinigung zu einer achtsamen und konsequenten Praxis, und Ihre Haut wird es Ihnen mit einem gesunden und strahlenden Glanz danken.

Peeling

Peeling ist ein entscheidender Bestandteil einer umfassenden Hautpflegeroutine und bietet zahlreiche Vorteile für die Haut. Bei diesem Prozess werden abgestorbene Hautzellen von der Hautoberfläche entfernt, was zu einem glatteren, strahlenderen Teint führt. Obwohl das Konzept des Peelings einfach erscheinen mag, umfasst es verschiedene Methoden, von denen jede ihre einzigartigen Vorteile und Überlegungen hat. In dieser umfassenden Untersuchung werden wir uns mit der Bedeutung des Peelings, den verschiedenen Arten von Peelings, den richtigen Peeling-Techniken und den potenziellen Risiken und Missverständnissen befassen, die mit dieser Hautpflegepraxis verbunden sind.

Der natürliche Erneuerungsprozess der Haut besteht darin, abgestorbene Hautzellen abzustoßen und neuen, gesunden Zellen Platz zu machen. Allerdings kann sich dieser Prozess mit der Zeit verlangsamen, was zur Ansammlung abgestorbener Hautzellen auf der Oberfläche führt. Ein Peeling beschleunigt diesen Schuppenprozess und trägt dazu bei, dass darunter eine frischere, strahlendere Haut zum Vorschein kommt. Regelmäßiges Peeling verbessert nicht nur das Erscheinungsbild der Haut, sondern bekämpft auch verschiedene Hautpflegeprobleme, darunter ungleichmäßige Textur, Mattheit und verstopfte Poren.

Arten von Peelings:

Es gibt zwei Hauptkategorien von Peelings: physikalische Peelings und chemische Peelings. Jeder Typ bietet einzigartige Vorteile und Überlegungen.

Körperliche Peelings:

Granulatpeelings: Diese enthalten kleine Partikel wie Zucker, Salz oder Mikrokügelchen, die beim Einmassieren auf die Haut abgestorbene Hautzellen ablösen.

Bürsten und Schwämme: Manuelle Werkzeuge wie Gesichtsbürsten oder Schwämme sorgen für ein körperliches Peeling, indem sie abgestorbene Hautzellen sanft entfernen.

Körperpeelings sind für ihre sofortige, fühlbare Wirkung bekannt. Es ist jedoch wichtig, sie mit Vorsicht zu verwenden, da ein hartes oder abrasives physikalisches Peeling zu Reizungen und Mikrorissen führen und bestimmte Hauterkrankungen verschlimmern kann.

Chemische Peelings:

Alpha-Hydroxysäuren (AHAs): Diese wasserlöslichen Säuren wie Glykolsäure und Milchsäure peelen die Hautoberfläche, sorgen für eine glattere Textur und bekämpfen Hyperpigmentierung.

Beta-Hydroxysäuren (BHAs): Salicylsäure ist eine häufig vorkommende BHA, die tiefer in die Poren eindringt und dadurch wirksam bei der Behandlung von Akne und der Vorbeugung verstopfter Poren ist.

Enzyme: Enzympeelings werden aus Früchten wie Papaya oder Ananas gewonnen und lösen abgestorbene Hautzellen auf und sorgen für ein sanftes, aber wirksames Peeling.

Chemische Peelings liefern zielgerichtete Ergebnisse und werden oft wegen ihrer Fähigkeit bevorzugt, spezifische Hautpflegeprobleme zu lösen, ohne die potenziellen körperlichen Reizungen, die mit manchen manuellen Peelings einhergehen.

Vorteile eines Peelings:

Glättet die Hautstruktur: Durch die Entfernung abgestorbener Hautzellen trägt das Peeling dazu bei, eine glattere Hautoberfläche zu schaffen und das Erscheinungsbild rauer oder unebener Textur zu reduzieren.

Hellt den Teint auf: Durch das Peeling werden frische, neue Hautzellen sichtbar, was zu einem helleren und strahlenderen Teint führt.

Verstopfte Poren: Regelmäßiges Peeling verhindert die Ansammlung abgestorbener Hautzellen und

Ablagerungen in den Poren und verringert so das Risiko von Mitessern und Akneausbrüchen.

Verbessert die Produktaufnahme: Durch das Peeling wird die Haut darauf vorbereitet, nachfolgende Hautpflegeprodukte besser aufzunehmen, wodurch die Wirksamkeit von Seren, Feuchtigkeitscremes und Behandlungen maximiert wird.

Stimuliert die Kollagenproduktion: Einige Peelings, insbesondere AHAs, können die Kollagenproduktion anregen und so zu einer strafferen und jugendlicher aussehenden Haut beitragen.

Bekämpft Hyperpigmentierung: Chemische Peelings, insbesondere AHAs, können dunkle Flecken und Hyperpigmentierung verblassen lassen, indem sie die Zellerneuerung fördern und einen gleichmäßigeren Hautton fördern.

Richtige Peeling-Techniken:

Während ein Peeling zahlreiche Vorteile bietet, können unsachgemäße Techniken zu nachteiligen Auswirkungen führen. Hier sind einige wichtige Tipps für ein effektives und sicheres Peeling:

Häufigkeit: Die Häufigkeit des Peelings hängt vom individuellen Hauttyp und der gewählten Peeling-Methode ab. Im Allgemeinen ist 1-3 Mal pro Woche für die meisten Menschen geeignet. Personen mit empfindlicher Haut bevorzugen möglicherweise einen weniger häufigen Peeling-Plan.

Patch-Test: Bevor Sie ein neues Peeling verwenden, führen Sie einen Patch-Test durch, um sicherzustellen, dass Ihre Haut nicht negativ reagiert. Dies ist besonders wichtig für chemische Peelings.

Sanfte Anwendung: Egal, ob Sie ein physikalisches oder chemisches Peeling verwenden, üben Sie sanften Druck aus. Vermeiden Sie übermäßiges Schrubben oder starkes Reiben, um Reizungen und Schäden an der Hautbarriere zu vermeiden.

Sonnenschutz: Peeling erhöht die Sonnenempfindlichkeit der Haut. Tragen Sie tagsüber, auch an bewölkten Tagen, stets einen Breitband-Sonnenschutz mit mindestens Lichtschutzfaktor 30 auf, um die Haut vor UV-Schäden zu schützen.

Feuchtigkeitsversorgung: Tragen Sie nach dem Peeling anschließend eine feuchtigkeitsspendende Feuchtigkeitscreme auf, um die Feuchtigkeitsbarriere der Haut wieder aufzufüllen und Trockenheit vorzubeugen.

Wählen Sie geeignete Produkte: Passen Sie Ihre Peeling-Routine an Ihren Hauttyp und Ihre Anliegen an. Beispielsweise könnten Personen mit zu Akne neigender Haut von Salicylsäure profitieren, während Personen mit trockener Haut möglicherweise eine sanftere AHA bevorzugen.

Mögliche Risiken und Missverständnisse:

Übermäßiges Peeling: Übermäßiges Peeling kann zu Reizungen, Rötungen und Empfindlichkeit führen. Es ist wichtig, die richtige Balance zu finden und es nicht zu übertreiben, insbesondere wenn Sie mehrere Hautpflegeprodukte mit Peeling-Inhaltsstoffen verwenden.

Mischen von Peelings: Die Kombination mehrerer Peeling-Produkte, z. B. die Verwendung eines physikalischen Peelings und eines chemischen Peelings, kann das Risiko von Reizungen erhöhen. Es empfiehlt sich, jeweils ein Peeling aufzutragen, um zu beurteilen, wie die Haut darauf reagiert.

Keine Anpassung an Hautempfindlichkeit: Personen mit empfindlicher Haut sollten sich für mildere Peelings entscheiden und die Häufigkeit der Peelings entsprechend anpassen.

Ignorieren des Sonnenschutzes: Wenn Sie nach dem Peeling keinen Sonnenschutz verwenden, kann sich das Risiko von Sonnenschäden, einschließlich Sonnenbrand und Hyperpigmentierung, erhöhen.

Gehen wir von einer Einheitsgröße aus: Verschiedene Hauttypen haben unterschiedliche Peeling-Bedürfnisse.

Was für eine Person funktioniert, funktioniert möglicherweise nicht für eine andere Person. Passen Sie Ihre Peeling-Routine an Ihre individuellen Hautprobleme an.

Peeling ist ein wirksames Mittel, um eine gesunde, strahlende Haut zu erreichen und zu erhalten. Ob durch physikalische oder chemische Mittel, ein regelmäßiges Peeling kann eine Vielzahl von Hautpflegeproblemen lösen, von ungleichmäßiger Textur bis hin zu verstopften Poren. Wenn man die Vorteile versteht, die richtigen Peelings auswählt und die richtigen Techniken anwendet, kann man das Peeling effektiv in seine Hautpflegeroutine integrieren. Wie bei jeder Hautpflegepraxis sind Konsistenz, Mäßigung und Aufmerksamkeit auf die individuellen Hautbedürfnisse der Schlüssel, um das volle Potenzial eines Peelings für einen strahlenden und revitalisierten Teint auszuschöpfen.

GESTALTUNG

Das Tonisieren ist ein entscheidender Schritt in einer umfassenden Hautpflegeroutine und wird oft als Brücke zwischen der Reinigung und der Anwendung von Seren und Feuchtigkeitscremes betrachtet. Dieser wesentliche Schritt umfasst die Verwendung eines Toners, eines flüssigen Hautpflegeprodukts, um den pH-Wert der Haut auszugleichen, restliche Unreinheiten zu entfernen und die Haut auf die bessere Aufnahme nachfolgender Produkte vorzubereiten. Obwohl sich die Tonisierung im Laufe der Jahre weiterentwickelt hat und die Formulierungen von traditionellen adstringierenden Mitteln bis hin zu feuchtigkeitsspendenden Essenzen reichen, bleibt ihre Rolle bei der Förderung der Hautgesundheit von entscheidender Bedeutung. In dieser ausführlichen Untersuchung werden wir uns mit der Bedeutung des Tonisierens, den verschiedenen verfügbaren Arten von Tonern, den wichtigsten Inhaltsstoffen, den richtigen Anwendungstechniken und häufigen Missverständnissen im Zusammenhang mit diesem grundlegenden Schritt der Hautpflege befassen.
Von seinen Ursprüngen als einfaches adstringierendes Mittel zur Entfernung von überschüssigem Öl hat sich das Toning weit weiterentwickelt. Heutzutage erfüllen Toner einen vielfältigeren Zweck und sind auf verschiedene Hauttypen und -probleme abgestimmt.

Zu den Hauptzielen der Tonisierung gehören:

Ausgleich des pH-Wertes: Der natürliche pH-Wert der Haut ist leicht sauer und liegt bei etwa 4,7 bis 5,75. Durch die Reinigung, insbesondere mit alkalischen Seifen, kann dieses pH-Gleichgewicht gestört werden. Toner tragen dazu bei, den optimalen pH-Wert der Haut wiederherzustellen und aufrechtzuerhalten und so eine Umgebung zu schaffen, in der die Haut optimal funktionieren kann.

Entfernung restlicher Unreinheiten: Auch nach einer gründlichen Reinigung können Spuren von Unreinheiten wie Make-up-Rückständen oder Umweltschadstoffen auf der Haut zurückbleiben. Toner dienen als abschließender Reinigungsschritt und sorgen dafür, dass die Haut völlig frei von Unreinheiten ist.

Vorbereitung für nachfolgende Produkte: Toner schaffen eine empfängliche Grundlage für die Anwendung von Seren, Feuchtigkeitscremes und anderen Behandlungen. Durch die Entfernung von Barrieren wie Reinigungsrückständen und die Anpassung des pH-Werts verbessern Toner die Aufnahme nachfolgender Produkte und maximieren so deren Wirksamkeit.

Feuchtigkeitsspendend und beruhigend: Viele moderne Toner sind mit feuchtigkeitsspendenden und beruhigenden Inhaltsstoffen formuliert, die der Haut eine zusätzliche Schicht Feuchtigkeit und Komfort verleihen. Dies ist besonders für Menschen mit trockener oder empfindlicher Haut von Vorteil.

Porenstraffung: Einige Toner enthalten adstringierende Eigenschaften, die die Poren vorübergehend verengen können. Dieser Effekt ist zwar nicht dauerhaft, trägt aber zu einem glatteren Erscheinungsbild bei.

Arten von Tonern:

Toner gibt es in verschiedenen Formulierungen, die auf unterschiedliche Hauttypen und -probleme zugeschnitten sind. Der Schlüssel liegt darin, einen Toner auszuwählen, der Ihren spezifischen Anforderungen entspricht. Hier sind einige gängige Typen:

Feuchtigkeitsspendende Toner: Feuchtigkeitsspendende Toner bestehen aus Inhaltsstoffen wie Hyaluronsäure und Glycerin und konzentrieren sich darauf, den Feuchtigkeitsgehalt der Haut wieder aufzufüllen und aufrechtzuerhalten. Sie sind ideal für Menschen mit trockener oder dehydrierter Haut.

Peeling-Toner: Diese Toner enthalten oft Alpha-Hydroxysäuren (AHAs) oder Beta-Hydroxysäuren (BHAs), um ein sanftes Peeling zu ermöglichen. Peeling-Toner helfen, abgestorbene Hautzellen zu entfernen und sorgen so für einen glatteren und strahlenderen Teint. Sie sind von Vorteil für alle, die mit ungleichmäßiger Textur oder leichten Verfärbungen zu kämpfen haben.

Ausgleichende Toner: Ausgleichende Toner wurden entwickelt, um das pH-Gleichgewicht der Haut wiederherzustellen und sind für alle Hauttypen geeignet. Sie helfen, die Ölproduktion zu regulieren und eine gesunde Hautbarriere aufrechtzuerhalten.

Adstringierende Toner: Obwohl adstringierende Toner, oft auf Alkoholbasis, in der modernen Hautpflege weniger verbreitet sind, zielen sie darauf ab, überschüssiges Öl zu kontrollieren und die Poren zu straffen. Sie können jedoch aggressiv sein und werden im Allgemeinen nicht für Personen mit empfindlicher oder trockener Haut empfohlen.

Beruhigende Toner: Beruhigende Toner bestehen aus Inhaltsstoffen wie Kamille oder Aloe Vera und sind ideal zur Beruhigung empfindlicher oder gereizter Haut. Sie bilden nach der Reinigung eine sanfte und wohltuende Schicht.

Hauptinhaltsstoffe in Tonern:

Hyaluronsäure: Hyaluronsäure ist für ihre außergewöhnlichen feuchtigkeitsspendenden Eigenschaften bekannt und trägt dazu bei, Feuchtigkeit anzuziehen und zu speichern, wodurch die Haut praller und geschmeidiger wird.

Glycerin: Glycerin ist ein Feuchthaltemittel, das der Haut Feuchtigkeit zuführt. Es trägt zur Hydratation bei und hilft, den Wasserhaushalt der Haut aufrechtzuerhalten.

Rosenwasser: Rosenwasser wird oft wegen seiner beruhigenden und entzündungshemmenden Eigenschaften verwendet und verleiht Tonern ein erfrischendes und beruhigendes Element.

Hamamelis: Hamamelis ist ein natürliches Adstringens und hilft, überschüssiges Öl zu kontrollieren, sodass es für Menschen mit fettiger oder zu Akne neigender Haut geeignet ist.

Niacinamid (Vitamin B3): Dieser Multitasking-Inhaltsstoff hilft, das Erscheinungsbild vergrößerter Poren, ungleichmäßigen Hautton und feiner Linien zu verbessern.

Kamillenextrakt: Kamillenextrakt ist für seine beruhigenden Eigenschaften bekannt und hilft, Entzündungen zu beruhigen und zu reduzieren, wodurch er sich positiv auf empfindliche Haut auswirkt.

Salicylsäure: Salicylsäure ist eine Beta-Hydroxysäure und kommt häufig in Tonern vor, die für zu Akne neigende Haut entwickelt wurden. Es hilft beim Peeling in den Poren und beugt so Ausbrüchen vor und behandelt sie.

Richtige Tonisierungstechniken:

Auswahl des richtigen Toners: Wählen Sie einen Toner, der zu Ihrem Hauttyp und Ihren Anliegen passt. Wenn Sie trockene Haut haben, entscheiden Sie sich für einen feuchtigkeitsspendenden Toner, während Menschen mit fettiger Haut möglicherweise von einem ausgleichenden oder adstringierenden Toner profitieren.

Anwendungsmethode: Es gibt zwei Hauptmethoden zum Auftragen des Toners: mit einem Wattepad oder direkt mit sauberen Händen. Beide Methoden sind wirksam. Wählen Sie daher diejenige, die sich für Sie am angenehmsten anfühlt.

Sanfte Anwendung: Tragen Sie den Toner mit sanften Aufwärtsbewegungen auf, egal ob Sie ein Wattepad oder die Hände verwenden. Vermeiden Sie starkes Reiben, da dies die Haut möglicherweise reizen kann.

Augenpartie meiden: Toner sind im Allgemeinen nicht für die empfindliche Haut um die Augen geeignet. Seien Sie beim Auftragen vorsichtig, um Kontakt mit den Augen zu vermeiden.

Schichten: Wenn Sie mehrere Hautpflegeprodukte verwenden, tragen Sie Toner vor Seren und Feuchtigkeitscremes auf. Dadurch schafft der Toner eine optimale Grundlage für die Aufnahme nachfolgender Produkte.

Häufigkeit: Toner können zweimal täglich – morgens und abends – als Teil Ihrer Hautpflegeroutine verwendet werden. Wenn Ihre Haut jedoch besonders empfindlich ist, können Sie sie einmal täglich oder jeden zweiten Tag anwenden.

Anschließend Sonnenschutz auftragen: Wenn Sie morgens Toner auftragen, tragen Sie anschließend Sonnenschutz auf, um Ihre Haut vor UV-Strahlen zu schützen.

Häufige Missverständnisse über Toning:

Tonisierung ist nur für fettige Haut geeignet: Während Toner mit adstringierenden Eigenschaften traditionell mit fettiger Haut in Verbindung gebracht wurden, gibt es verschiedene Formulierungen, die für alle Hauttypen geeignet sind, auch für trockene und empfindliche Haut.

Toner mit Alkohol sind immer schlecht: Obwohl Toner auf Alkoholbasis aggressiv sein und möglicherweise austrocknen können, ist Alkohol nicht gleich Alkohol. Fettalkohole wie Cetylalkohol können feuchtigkeitsspendend und für bestimmte Hauttypen wohltuend sein.

Toner ersetzen Reinigungsmittel: Toner sind kein Ersatz für Reinigungsmittel. Die Reinigung ist unerlässlich, um Unreinheiten zu entfernen, während das Tonisieren diesen Prozess ergänzt und die Haut auf nachfolgende Produkte vorbereitet.

Alle Toner sind hart: Mit der Weiterentwicklung der Hautpflegeformulierungen sind viele Toner jetzt so formuliert, dass sie sanft und feuchtigkeitsspendend sind. Es ist wichtig, einen Toner zu wählen, der Ihren spezifischen Hautbedürfnissen entspricht.

Toner verursachen immer Reizungen: Während scharfe Toner oder solche mit bestimmten Inhaltsstoffen Reizungen verursachen können, sind viele Toner darauf ausgelegt, die Haut zu beruhigen und mit Feuchtigkeit zu versorgen

SERUM

Seren sind wirksame Formulierungen, die aus der modernen Hautpflegeroutine nicht mehr wegzudenken sind. Diese hochkonzentrierten Produkte, oft mit Wirkstoffen, zielen auf spezifische Hautprobleme ab und bieten einen gezielten Ansatz für eine gesunde, strahlende Haut. In dieser umfassenden Untersuchung befassen wir uns mit der Bedeutung von Seren, den verschiedenen verfügbaren Typen, den wichtigsten Inhaltsstoffen, den richtigen Anwendungstechniken und den häufigen Missverständnissen rund um diese wirkungsvollen Hautpflegeprodukte.
Seren, auch Elixiere oder Konzentrate genannt, sind leichte, schnell einziehende Hautpflegeprodukte, die der Haut eine hohe Konzentration an Wirkstoffen zuführen sollen. Im Gegensatz zu Feuchtigkeitscremes, deren Schwerpunkt auf der Hydratation und dem Erhalt der Hautbarriere liegt, sind Seren so formuliert, dass sie spezifische Probleme wie feine Linien,

Hyperpigmentierung oder ungleichmäßige Textur angehen. Sie sind ein entscheidender Schritt in der Hautpflegeroutine und werden normalerweise nach der Reinigung und Tonisierung sowie vor der Feuchtigkeitspflege aufgetragen.

Arten von Seren:

Anti-Aging-Seren: Anti-Aging-Seren bestehen aus Inhaltsstoffen wie Retinol, Peptiden und Antioxidantien und bekämpfen feine Linien, Falten und andere Zeichen der Hautalterung. Sie stimulieren die Kollagenproduktion und fördern die Zellerneuerung für einen jugendlicheren Teint.

Feuchtigkeitsspendende Seren: Diese Seren konzentrieren sich darauf, die Feuchtigkeit der Haut wieder aufzufüllen und zu speichern. Inhaltsstoffe wie Hyaluronsäure und Glycerin sind häufig in feuchtigkeitsspendenden Seren enthalten und sorgen für einen zusätzlichen Feuchtigkeitsschub bei trockener oder dehydrierter Haut.

Aufhellende Seren: Aufhellende Seren bekämpfen Hyperpigmentierung, dunkle Flecken und ungleichmäßigen Hautton und enthalten häufig Inhaltsstoffe wie Vitamin C, Niacinamid und Alpha-Arbutin. Sie gleichen den Hautton aus und verstärken die Ausstrahlung.

Akne-bekämpfende Seren: Seren für zu Akne neigende Haut können Inhaltsstoffe wie Salicylsäure, Benzoylperoxid oder Niacinamid enthalten. Diese Seren helfen, die Ölproduktion zu kontrollieren, verstopfte Poren zu reinigen und die mit Akne verbundenen Entzündungen zu reduzieren.

Antioxidative Seren: Antioxidative Seren enthalten starke Antioxidantien wie Vitamin E, Vitamin C und Grüntee-Extrakt und schützen die Haut vor Schäden durch freie Radikale, die durch Umweltfaktoren wie UV-Strahlen und Umweltverschmutzung verursacht werden.

Peeling-Seren: Diese mit Peeling-Wirkstoffen wie Alpha-Hydroxysäuren (AHAs) oder Beta-Hydroxysäuren (BHAs) formulierten Seren fördern ein sanftes Peeling, entfernen abgestorbene Hautzellen und sorgen für einen glatteren Teint.

Hauptinhaltsstoffe in Seren:

Hyaluronsäure: Hyaluronsäure ist ein feuchtigkeitsspendendes Kraftpaket, das Feuchtigkeit anzieht und speichert, die Haut aufpolstert und das Erscheinungsbild feiner Linien reduziert.

Vitamin C: Vitamin C ist ein Antioxidans, das die Haut aufhellt. Außerdem trägt es zum Schutz vor freien Radikalen bei und sorgt für einen gleichmäßigeren Hautton.

Retinol (Vitamin A): Retinol ist für seine Anti-Aging-Eigenschaften bekannt und stimuliert die Kollagenproduktion, reduziert das Auftreten von Falten und fördert die Zellerneuerung.

Peptide: Diese Aminosäureketten stimulieren die Kollagenproduktion und tragen so zu einer strafferen, elastischeren Haut bei.

Niacinamid (Vitamin B3): Niacinamid bietet mehrere Vorteile, darunter die Reduzierung von Rötungen, die Verkleinerung der Poren und die Verbesserung eines ungleichmäßigen Hauttons.

Salicylsäure: Ideal für zu Akne neigende Haut. Salicylsäure peelt die Poren und beugt so Ausbrüchen vor und behandelt sie.

Alpha-Hydroxysäuren (AHAs): Glykolsäure und Milchsäure sind gängige AHAs, die ein sanftes Peeling fördern und für eine glattere und strahlendere Haut sorgen.

Bedeutung von Seren:

Gezielte Behandlung: Seren bieten einen gezielten Ansatz zur Hautpflege, indem sie gezielt auf spezifische Probleme eingehen. Ob Anti-Aging, Feuchtigkeitspflege oder Aufhellung – es gibt eine Serumformulierung, die praktisch jedem Hautpflegebedürfnis gerecht wird.

Hohe Konzentration an Wirkstoffen: Seren enthalten im Vergleich zu anderen Hautpflegeprodukten eine höhere Konzentration an Wirkstoffen. Dies ermöglicht eine wirksamere und effektivere Behandlung spezifischer Probleme.

Schnelle Absorption: Die leichte und flüssige Konsistenz von Seren ermöglicht eine schnelle Aufnahme in die Haut und stellt sicher, dass die Wirkstoffe für maximale Wirksamkeit tief eindringen.

Anpassbare Hautpflegeroutine: Dank der großen Auswahl an verfügbaren Seren können Einzelpersonen ihre Hautpflegeroutine individuell an ihre individuellen Hautprobleme und -ziele anpassen.

Verbesserte Ergebnisse: Bei regelmäßiger Anwendung können Seren zu einer deutlichen Verbesserung der Hautstruktur, des Hauttons und des Gesamterscheinungsbildes beitragen. Sie arbeiten synergetisch mit anderen Hautpflegeprodukten zusammen, um die Ergebnisse zu verbessern.

Vorbeugung und Korrektur: Seren gehen nicht nur bestehende Probleme an, sondern spielen auch eine vorbeugende Rolle, indem sie die Haut vor Umweltschäden schützen und den Alterungsprozess verlangsamen.

Richtige Anwendungstechniken:

Reinigung und Tonisierung: Beginnen Sie mit einem sauberen und getönten Gesicht, bevor Sie das Serum auftragen. Dadurch wird sichergestellt, dass die Wirkstoffe barrierefrei in die Haut eindringen können.

Verwenden Sie die richtige Menge: Seren sind konzentriert und eine kleine Menge reicht aus. Normalerweise reicht eine erbsengroße Menge für das gesamte Gesicht. Wenn Sie zu viel auftragen, wird die Wirksamkeit möglicherweise nicht verbessert und es kann zu Produktverschwendung kommen.

Schichten: Tragen Sie Seren vor Feuchtigkeitscremes und Sonnenschutzmitteln auf. Dadurch können die Wirkstoffe in die Haut eindringen, bevor sie mit schwereren Produkten versiegelt werden.

Sanfte Anwendung: Klopfen oder massieren Sie das Serum sanft mit Aufwärtsbewegungen auf die Haut. Vermeiden Sie es, zu ziehen oder zu reiben, insbesondere im Bereich der empfindlichen Augenpartie.

Konsistenz ist der Schlüssel: Um Ergebnisse zu sehen, ist Konsistenz entscheidend. Integrieren Sie Seren in Ihre tägliche Hautpflege und geben Sie ihnen Zeit zum Einwirken. Die Ergebnisse stellen sich möglicherweise nicht sofort ein und Geduld ist unerlässlich.

Sonnenschutz nach der morgendlichen Anwendung: Wenn Sie morgens ein Serum verwenden, tragen Sie anschließend immer einen Breitband-Sonnenschutz mit mindestens Lichtschutzfaktor 30 auf, um die Haut vor UV-Schäden zu schützen.

Häufige Missverständnisse über Seren:

Alle Seren sind gleich: Seren unterscheiden sich erheblich in ihren Formulierungen und Verwendungszwecken. Die Annahme, dass alle Seren austauschbar sind, kann zu unwirksamen Ergebnissen führen.

Seren ersetzen Feuchtigkeitscremes: Seren bieten zwar gezielte Behandlungen, ersetzen jedoch nicht die Notwendigkeit einer guten Feuchtigkeitscreme. Seren und Feuchtigkeitscremes dienen unterschiedlichen Zwecken – Seren zielen auf bestimmte Anliegen ab, während Feuchtigkeitscremes Feuchtigkeit spenden und speichern.

Sofortige Ergebnisse: Während Seren mit der Zeit spürbare Verbesserungen bewirken können, kann die Erwartung sofortiger Ergebnisse zu Enttäuschungen führen. Konsistenz ist der Schlüssel, und es kann Wochen oder sogar Monate dauern, bis sich signifikante Veränderungen bemerkbar machen.

Mehr ist besser: Die Verwendung von zu viel Serum führt nicht zu besseren Ergebnissen. Eine übermäßige Anwendung verbessert möglicherweise nicht die

Wirksamkeit und könnte möglicherweise die Haut reizen.

Sie können nur abends verwendet werden: Während einige Seren, insbesondere solche mit Retinol, für die abendliche Anwendung empfohlen werden, können viele Seren, wie z. B. Vitamin-C-Seren, morgens verwendet werden, um zusätzlichen Schutz vor Umweltschäden zu bieten.

Seren sind zentrale Akteure im Bereich der Hautpflege und bieten gezielte Lösungen für eine Vielzahl von Hautproblemen. Aufgrund ihrer hohen Konzentration an Wirkstoffen und der Fähigkeit, tief in die Haut einzudringen, sind Seren unverzichtbar für alle, die spezifische Probleme angehen möchten, von Zeichen der Hautalterung bis hin zu ungleichmäßigem Hautton.

FEUCHTIGKEITSSPENDEN D

Feuchtigkeit ist ein Eckpfeiler einer umfassenden Hautpflegeroutine und spielt eine entscheidende Rolle bei der Erhaltung der Hautgesundheit und der Behandlung verschiedener Probleme. Dieser wesentliche Schritt besteht darin, eine Feuchtigkeitscreme, Creme oder Lotion auf die Haut aufzutragen, um die Feuchtigkeit zu speichern und wieder aufzufüllen. In dieser ausführlichen Untersuchung werden wir uns mit der Bedeutung der Feuchtigkeitspflege, den verfügbaren Arten von Feuchtigkeitscremes, den wichtigsten Inhaltsstoffen, den richtigen Anwendungstechniken und häufigen Missverständnissen im Zusammenhang mit dieser grundlegenden Hautpflegepraxis befassen.
Bei der Feuchtigkeitspflege wird ein Produkt auf die Haut aufgetragen, um ihren Feuchtigkeitsgehalt aufrechtzuerhalten und zu verbessern. Die äußerste Schicht der Haut, das Stratum Corneum, fungiert als Barriere, die hilft, Wasserverlust zu verhindern. Allerdings können Faktoren wie Umwelteinflüsse, Alterung und Hautpflegeroutinen diese Barriere beeinträchtigen und zu Trockenheit, Schuppenbildung und einem matten Teint führen. Feuchtigkeitscremes wirken, indem sie vorhandene Feuchtigkeit einschließen, Wasserverlust verhindern und der Haut zusätzliche Feuchtigkeit spenden.

Arten von Feuchtigkeitscremes:

Weichmacher: Diese Feuchtigkeitscremes konzentrieren sich auf die Erweichung und Glättung der Hautoberfläche. Sie enthalten oft Lipide und Fettsäuren, die dabei helfen, die Lücken zwischen den Hautzellen zu füllen, was zu einer glatteren Textur führt.

Feuchthaltemittel: Feuchthaltemittel ziehen Wasser aus der Luft und den darunter liegenden Hautschichten an und tragen so zur Aufrechterhaltung der Feuchtigkeit bei. Zu den gängigen Feuchthaltemitteln gehören Glycerin, Hyaluronsäure und Harnstoff.

Okklusive: Okklusive Feuchtigkeitscremes bilden eine Barriere auf der Hautoberfläche und verhindern so den Wasserverlust. Inhaltsstoffe wie Vaseline, Bienenwachs und bestimmte Öle wirken als Okklusivmittel.

Feuchtigkeitscremes auf Gelbasis: Diese leichten Formulierungen basieren auf Wasser und sind für Personen mit fettiger Haut oder Mischhaut geeignet. Feuchtigkeitscremes auf Gelbasis spenden Feuchtigkeit, ohne ein schweres oder fettiges Gefühl zu hinterlassen.

Cremes: Cremes sind dicker und feuchtigkeitsspendender als Lotionen und daher für Menschen mit trockener oder empfindlicher Haut geeignet. Sie enthalten oft eine Mischung aus Wasser und Öl.

Lotionen: Lotionen sind leichter als Cremes, aber dicker als Gele. Sie sind vielseitig und eignen sich gut für Personen mit normaler bis Mischhaut.

Feuchtigkeitscremes auf Ölbasis: Diese Feuchtigkeitscremes sind reich an Ölen und spenden tiefe Feuchtigkeit. Sie sind vorteilhaft für Personen mit trockener oder reifer Haut.

Hauptinhaltsstoffe in Feuchtigkeitscremes:

Hyaluronsäure: Hyaluronsäure ist für ihre außergewöhnliche Fähigkeit bekannt, Wasser zu speichern. Sie trägt dazu bei, die Haut mit Feuchtigkeit zu versorgen, sie praller und jugendlicher zu machen.

Glycerin: Glycerin ist ein Feuchthaltemittel, das die Haut mit Feuchtigkeit versorgt. Es trägt zur Aufrechterhaltung des Feuchtigkeitsniveaus bei und beugt Trockenheit und Schuppenbildung vor.

Ceramide: Diese Lipide stärken die Hautbarriere, verhindern Wasserverlust und erhalten die allgemeine Hautgesundheit.

Sheabutter: Sheabutter ist reich an Fettsäuren und Vitaminen und spendet der Haut intensive Feuchtigkeit und Nährstoffe.

Jojobaöl: Jojobaöl ahmt die natürlichen Öle der Haut nach und spendet Feuchtigkeit, ohne die Poren zu verstopfen. Es ist für verschiedene Hauttypen geeignet.

Aloe Vera: Aloe Vera ist für ihre beruhigenden Eigenschaften bekannt und hilft, die Haut mit Feuchtigkeit zu versorgen, während sie gleichzeitig eine beruhigende Wirkung hat, was sie ideal für empfindliche Haut macht.

Vitamin E: Als Antioxidans schützt Vitamin E die Haut vor Schäden durch freie Radikale und trägt zur allgemeinen Hautgesundheit bei.

Bedeutung der Feuchtigkeitspflege:

Aufrechterhaltung der Feuchtigkeitsversorgung: Die Hauptaufgabe der Feuchtigkeitsversorgung besteht darin, den Feuchtigkeitsgehalt der Haut aufrechtzuerhalten. Gut hydratisierte Haut ist widerstandsfähiger, praller und weniger anfällig für Probleme wie Trockenheit und Schuppenbildung.

Barrierefunktion: Feuchtigkeitscremes spielen eine entscheidende Rolle bei der Unterstützung der Barrierefunktion der Haut. Eine gesunde Barriere verhindert Wasserverlust, schützt vor Umweltstressoren und erhält die allgemeine Hautintegrität.

Vorbeugung von Trockenheit: Trockene Haut kann zu Unwohlsein, Juckreiz und einem matten Teint führen.

Regelmäßige Feuchtigkeitspflege beugt Trockenheit vor und lindert sie und sorgt so für ein angenehmeres und strahlenderes Hautbild.

Unterstützung für alternde Haut: Mit zunehmendem Alter neigt die Haut dazu, Feuchtigkeit und Elastizität zu verlieren. Feuchtigkeitscremes, insbesondere solche mit Anti-Aging-Wirkstoffen, können helfen, die Zeichen der Hautalterung zu bekämpfen, indem sie Feuchtigkeit spenden und die Kollagenproduktion unterstützen.

Verbesserte Produktaufnahme: Gut mit Feuchtigkeit versorgte Haut ist empfänglicher für andere Hautpflegeprodukte. Das Auftragen einer Feuchtigkeitscreme vor Seren und Behandlungen kann deren Absorption und Wirksamkeit verbessern.

Verbesserte Textur: Feuchtigkeitsspendend trägt zu einer glatteren Hautstruktur bei. Es hilft, raue Stellen, Schuppen und Unebenheiten zu minimieren und sorgt für einen weichen und geschmeidigen Teint.

Richtige Befeuchtungstechniken:

Auf feuchte Haut auftragen: Für eine optimale Absorption die Feuchtigkeitscreme auf die leicht feuchte Haut auftragen. Dies hilft, Feuchtigkeit einzuschließen und die Wirksamkeit des Produkts zu erhöhen.

Verwenden Sie die richtige Menge: Das Auftragen von zu viel oder zu wenig Feuchtigkeitscreme kann die

Wirksamkeit beeinträchtigen. Beginnen Sie mit einer kleinen Menge und passen Sie diese je nach den Bedürfnissen Ihrer Haut an. Für das Gesicht reicht oft eine erbsengroße Menge.

Mit Aufwärtsbewegungen einmassieren: Massieren Sie die Feuchtigkeitscreme sanft mit Aufwärtsbewegungen in die Haut ein. Dies fördert die Durchblutung und sorgt für eine gleichmäßige Verteilung.

Vergessen Sie nicht den Hals und die Brust: Erweitern Sie Ihre Feuchtigkeitspflege auf den Hals- und Brustbereich, da diese Bereiche ebenfalls von der Flüssigkeitszufuhr profitieren und Zeichen der Hautalterung zeigen können.

Für Tag und Nacht individuell anpassbar: Erwägen Sie die Verwendung einer leichteren Feuchtigkeitscreme tagsüber, insbesondere wenn Sie Make-up auftragen, und einer feuchtigkeitsspendenderen oder Anti-Aging-Formel nachts, um die natürlichen Reparaturprozesse der Haut zu unterstützen.

Konsequente Anwendung: Feuchtigkeitspflege sollte ein fester Bestandteil Ihrer Hautpflegeroutine sein. Tragen Sie morgens und abends eine Feuchtigkeitscreme auf, um eine kontinuierliche Feuchtigkeitsversorgung aufrechtzuerhalten.

Sonnenschutz am Morgen: Wenn Sie morgens eine Feuchtigkeitscreme auftragen, tragen Sie anschließend einen Breitband-Sonnenschutz mit mindestens Lichtschutzfaktor 30 auf, um die Haut vor UV-Schäden zu schützen.

Häufige Missverständnisse über Feuchtigkeitspflege:

Feuchtigkeitscremes verursachen Akne: Manche Menschen befürchten, dass Feuchtigkeitscremes die Poren verstopfen und zu Akne führen können. Die Wahl nicht komedogener Formulierungen und das Verständnis der Bedürfnisse Ihrer Haut können jedoch dazu beitragen, Ausbrüche zu verhindern.

Nur trockene Haut braucht Feuchtigkeit: Alle Hauttypen, auch fettige und Mischhaut, profitieren von Feuchtigkeit. Die Verwendung der richtigen Feuchtigkeitscreme kann dazu beitragen, die Ölproduktion auszugleichen und die allgemeine Gesundheit der Haut zu erhalten.

Befeuchtung ist nur etwas für das Gesicht: Während das Gesicht im Mittelpunkt steht, profitiert auch der Körper von der Befeuchtung. Das Auftragen von Körperlotion oder -creme beugt Trockenheit vor, insbesondere an Stellen, die zu Rauheit neigen.

Feuchtigkeitscremes können Falten beseitigen: Während Feuchtigkeitscremes das Erscheinungsbild feiner Linien verbessern können, indem sie Feuchtigkeit spenden, können tiefe Falten dadurch nicht beseitigt werden. Anti-Aging-Inhaltsstoffe in bestimmten

Formulierungen können Faltenproblemen wirksamer entgegenwirken.

Verzichten Sie in feuchten Klimazonen auf Feuchtigkeitspflege: Auch in feuchten Umgebungen kann die Haut von einer Feuchtigkeitszufuhr profitieren. Die Verwendung einer leichten Feuchtigkeitscreme oder einer Gel-basierten Feuchtigkeitscreme kann für die nötige Feuchtigkeit sorgen, ohne dass Sie sich schwer anfühlen.

SONNENSCHUTZ

Sonnenschutzmittel sind ein entscheidender Bestandteil einer umfassenden Hautpflegeroutine und spielen eine entscheidende Rolle beim Schutz der Haut vor den schädlichen Auswirkungen ultravioletter (UV) Strahlung. Dieses unverzichtbare Produkt beugt Sonnenbrand und vorzeitiger Hautalterung vor und senkt das Hautkrebsrisiko. In dieser umfassenden Untersuchung werden wir uns mit der Bedeutung von Sonnenschutzmitteln, den verfügbaren Arten, den wichtigsten Inhaltsstoffen, den richtigen Anwendungstechniken und häufigen Missverständnissen rund um dieses unverzichtbare Hautpflegeprodukt befassen.
Sonnenschutzmittel, auch Sunblocker oder Sonnencreme genannt, sind topische Produkte, die die Haut vor den schädlichen Auswirkungen der UV-Strahlung schützen sollen. Die Sonne sendet zwei Arten schädlicher Strahlen aus: UVA und UVB. UVA-Strahlen tragen zur vorzeitigen Alterung bei, während UVB-Strahlen die Hauptursache für Sonnenbrand sind. Sonnenschutzmittel absorbieren, reflektieren oder streuen diese schädlichen Strahlen, um zu verhindern, dass sie in die Haut eindringen.

Arten von Sonnenschutzmitteln:

Chemische (organische) Sonnenschutzmittel: Diese Sonnenschutzmittel enthalten organische Verbindungen wie Avobenzone, Octocrylen und Oxybenzon. Sie absorbieren UV-Strahlung und wandeln sie in Wärme um, die dann von der Haut abgegeben wird. Chemische Sonnenschutzmittel sind für ihr leichtes Gefühl und ihre einfache Anwendung bekannt.

Physikalische (anorganische) Sonnenschutzmittel: Physikalische Sonnenschutzmittel nutzen Mineralien wie Zinkoxid oder Titandioxid, um eine physikalische Barriere auf der Haut zu schaffen. Sie reflektieren und streuen UV-Strahlung und bilden so einen Schutzschild. Für Personen mit empfindlicher Haut werden häufig physikalische Sonnenschutzmittel empfohlen, da sie weniger Reizungen hervorrufen.

Kombinierte Sonnenschutzmittel: Diese Sonnenschutzmittel kombinieren sowohl chemische als auch physikalische Filter, um einen Breitbandschutz gegen UVA- und UVB-Strahlen zu bieten. Ihr Ziel ist es, die Vorteile beider Arten zu bieten und gleichzeitig potenzielle Nachteile zu minimieren.

Wasserbeständige Sonnenschutzmittel: Wasserbeständige Sonnenschutzmittel sind so konzipiert, dass sie der Einwirkung von Wasser standhalten und behalten ihre Wirksamkeit für eine bestimmte Dauer beim Schwimmen oder Schwitzen. Nach einer gewissen Zeit oder nach dem Abtrocknen ist jedoch eine erneute Anwendung erforderlich.

Sport- oder aktive Sonnenschutzmittel: Diese Sonnenschutzmittel sind so formuliert, dass sie den Strapazen von Outdoor-Aktivitäten und Sportarten standhalten. Sie sind häufig wasser- und schweißbeständig und gewährleisten so einen langanhaltenden Schutz bei körperlicher Anstrengung.

Hauptinhaltsstoffe in Sonnenschutzmitteln:

Zinkoxid: Zinkoxid ist ein physikalischer Sonnenschutzbestandteil und bietet einen Breitbandschutz, indem es sowohl UVA- als auch UVB-Strahlen reflektiert und streut. Es ist dafür bekannt, sanft zu empfindlicher Haut zu sein.

Titandioxid: Titandioxid, ein weiterer physikalischer Sonnenschutzbestandteil, wirkt ähnlich wie Zinkoxid und bildet eine Schutzbarriere auf der Hautoberfläche.

Avobenzone: Avobenzone ist ein chemischer Sonnenschutzbestandteil und absorbiert hauptsächlich UVA-Strahlen. Oft wird es mit anderen chemischen Filtern kombiniert, um einen umfassenden Schutz zu bieten.

Octocrylen: Dieser chemische Filter absorbiert UVB-Strahlen und trägt zur Stabilität der Sonnenschutzformel bei. Es ist häufig in kombinierten Sonnenschutzmitteln enthalten.

Oxybenzon: Oxybenzon ist ein organischer Filter und absorbiert sowohl UVA- als auch UVB-Strahlen. Es stabilisiert wirksam andere UV-Filter in Sonnenschutzformulierungen.

Octinoxat (Octylmethoxycinnamat): Octinoxat absorbiert hauptsächlich UVB-Strahlen und ist ein häufiger chemischer Filter in Sonnenschutzmitteln. Es wird oft in Kombination mit anderen Filtern verwendet, um einen Breitbandschutz zu erreichen.

Helioplex: Helioplex ist ein von Neutrogena entwickelter proprietärer Inhaltsstoff, der Avobenzon mit anderen Stabilisierungsmitteln kombiniert, um die Wirksamkeit und Stabilität des Sonnenschutzmittels zu verbessern.

Bedeutung von Sonnenschutzmitteln:

Schutz vor Sonnenbrand: Sonnenschutzmittel sind ein primärer Schutz gegen Sonnenbrand, der entsteht, wenn UVB-Strahlen die äußeren Hautschichten schädigen. Sonnenbrand verursacht nicht nur Beschwerden, sondern ist auch ein Risikofaktor für Hautkrebs.

Vorbeugung vorzeitiger Hautalterung: UVA-Strahlen tragen zur vorzeitigen Hautalterung bei, indem sie Kollagen- und Elastinfasern in der Haut abbauen. Sonnenschutz hilft, das Auftreten von feinen Linien, Falten und Altersflecken zu minimieren.

Reduziertes Hautkrebsrisiko: Eine längere Exposition gegenüber UV-Strahlung erhöht das Risiko für Hautkrebs, einschließlich Melanomen, der tödlichsten Form von Hautkrebs. Die regelmäßige Anwendung von Sonnenschutzmitteln trägt dazu bei, dieses Risiko zu verringern, indem sie die Haut vor schädlichen Strahlen schützt.

Vorbeugung von Hyperpigmentierung: Sonnenschutzmittel helfen, die Entwicklung von Hyperpigmentierung wie dunklen Flecken und Melasma zu verhindern, die durch UV-Einstrahlung ausgelöst oder verschlimmert werden können.

Erhaltung der Hautgesundheit: Durch den Schutz der Haut vor UV-Schäden trägt Sonnenschutzmittel zur allgemeinen Hautgesundheit bei. Es hilft, die natürliche Barrierefunktion der Haut aufrechtzuerhalten, beugt Austrocknung vor und unterstützt ihre Reparatur- und Erneuerungsfähigkeit.

Richtige Anwendungstechniken:

Großzügig auftragen: Verwenden Sie ausreichend Sonnenschutzmittel, um alle exponierten Hautstellen abzudecken. Die meisten Erwachsenen benötigen etwa 30 ml, um ihren gesamten Körper zu bedecken. Eine zu geringe Menge verringert die Wirksamkeit des Produkts.

15–30 Minuten vor dem Sonnenbad auftragen: Sonnenschutzmittel brauchen Zeit, um von der Haut aufgenommen zu werden und eine Schutzbarriere zu bilden. Tragen Sie es mindestens 15–30 Minuten auf, bevor Sie ins Freie gehen.

Alle zwei Stunden erneut auftragen: Die Wirksamkeit des Sonnenschutzmittels lässt mit der Zeit nach, insbesondere bei Sonneneinstrahlung, Schwitzen oder Schwimmen. Bei starkem Schwitzen oder nach dem Schwimmen alle zwei Stunden oder häufiger erneut auftragen.

Verwenden Sie wasserbeständige Sonnencreme für Wasseraktivitäten: Wählen Sie bei Wasseraktivitäten eine wasserbeständige Sonnencreme und tragen Sie sie nach dem Schwimmen oder Schwitzen erneut auf, auch wenn das Produkt angeblich wasserbeständig ist.

Decken Sie alle exponierten Bereiche ab: Vergessen Sie nicht, häufig übersehene Bereiche wie die Ohren, den Nacken, die Fußrücken und die Kopfhaut, wenn das Haar dünn oder kurz ist. Lippen können mit einem Lippenbalsam mit Lichtschutzfaktor geschützt werden.

Überprüfen Sie das Verfallsdatum: Sonnenschutzmittel verlieren mit der Zeit ihre Wirksamkeit. Überprüfen Sie das Verfallsdatum und ersetzen Sie es durch ein neues Produkt, wenn es abgelaufen ist.

Tragen Sie Sonnenschutzmittel auch an bewölkten Tagen auf: UV-Strahlen können Wolken durchdringen. Daher ist es wichtig, auch an bewölkten Tagen

Sonnenschutzmittel aufzutragen, um einen kontinuierlichen Schutz zu gewährleisten.

Häufige Missverständnisse über Sonnenschutzmittel:

Dunkle Haut braucht keinen Sonnenschutz: Menschen mit dunklerem Hautton sind weniger anfällig für Sonnenbrand, sind aber dennoch einem Risiko für UV-Schäden und Hautkrebs ausgesetzt. Sonnenschutz ist für jeden unverzichtbar, unabhängig von der Hautfarbe.

Sonnenschutz ist nur im Sommer notwendig: UV-Strahlen sind das ganze Jahr über vorhanden, auch an bewölkten oder bewölkten Tagen. Sonnenschutzmittel sollten unabhängig von der Jahreszeit konsequent verwendet werden.

Ein hoher Lichtschutzfaktor bietet Unbesiegbarkeit: Während höhere Lichtschutzfaktorwerte einen erhöhten Schutz bieten, kann kein Sonnenschutzmittel eine vollständige Immunität gegen UV-Strahlen bieten. Eine ordnungsgemäße Anwendung, erneute Anwendung und zusätzliche Schutzmaßnahmen sind unerlässlich.

Sonnenschutzmittel sind nur für das Gesicht geeignet: Während das Gesicht im Mittelpunkt steht, sollte Sonnenschutzmittel auf alle exponierten Hautstellen aufgetragen werden, einschließlich Körper, Hände und Hals.

Wasserfester Sonnenschutz muss nicht erneut aufgetragen werden: Wasserfester Sonnenschutz ist so konzipiert, dass er der Einwirkung von Wasser für eine bestimmte Zeit standhält, muss aber dennoch erneut aufgetragen werden, insbesondere nach dem Schwimmen oder Schwitzen.

Sonnenschutzmittel gibt es nur für Strandtage: Sonnenschutzmittel sollten Teil der täglichen Hautpflege sein und nicht nur Strandtagen oder Outdoor-Aktivitäten vorbehalten sein. Die regelmäßige Anwendung schützt die Haut vor kumulativen Sonnenschäden.

www.ingramcontent.com/pod-product-compliance
Lightning Source LLC
Chambersburg PA
CBHW071003260726
48661CB00007B/2761